Mohamed BELLALI

Gás lacrimogéneo

Mohamed BELLALI

Gás lacrimogéneo

Os riscos ocultos da perícia médica

ScienciaScripts

Cover image: www.ingimage.com

This book is a translation from the original published under ISBN 978-620-6-72291-5.

Publisher:
Sciencia Scripts
is a trademark of
Dodo Books Indian Ocean Ltd. and OmniScriptum S.R.L publishing group

120 High Road, East Finchley, London, N2 9ED, United Kingdom
Str. Armeneasca 28/1, office 1, Chisinau MD-2012, Republic of Moldova, Europe
Printed at: see last page
ISBN: 978-620-8-11473-2

ÍNDICE

1-INTRODUÇÃO

O gás lacrimogéneo é uma arma química cada vez mais utilizada pela polícia para dispersar manifestantes durante operações de controlo de motins. Tem as propriedades de um agente fisicamente incapacitante que provoca rapidamente uma incapacidade temporária a curto prazo (1,2).

Esta arma caracteriza-se pela sua baixa toxicidade e pela reversibilidade dos seus efeitos se for utilizada de acordo com as recomendações. No entanto, certas situações mostram que é difícil controlar a exposição a este gás e que a arma nem sempre é utilizada corretamente, o que pode causar danos aos indivíduos expostos (3).

O gás lacrimogéneo é utilizado pela polícia tunisina há vários anos, nomeadamente em 2008, durante os acontecimentos na bacia mineira, mas sobretudo durante os motins de dezembro de 2010 e janeiro de 2011. Durante a revolução tunisina de janeiro de 2011, vários manifestantes foram expostos a gás lacrimogéneo, alguns dos quais apresentaram queixas oficiais aos tribunais. Para os peritos em danos pessoais, a exposição ao gás lacrimogéneo coloca sérios problemas em termos de prova da exposição, de estabelecimento do nexo de causalidade e de avaliação médico-legal das sequelas.

O objetivo deste trabalho era :

- recordam-nos a nocividade desta arma, falsamente considerada menos nociva e menos letal a curto e a longo prazo.
- Expor as dificuldades encontradas pelos peritos durante o exame das vítimas de exposição ao gás lacrimogéneo.

2-HISTÓRIA

É geralmente aceite que os Maias foram os primeiros a utilizar o gás lacrimogéneo como arma de guerra para se defenderem dos colonizadores europeus em 1605. No entanto, a sua utilização teve um verdadeiro impulso durante a Primeira Guerra Mundial. A França, tendo descoberto o valor militar do gás lacrimogéneo já em 1905, utilizou-o contra o exército alemão em 1914 (4).

Em 1925, após a Primeira Guerra Mundial, as Convenções de Genebra baniram sucessivamente estas armas do direito da guerra. No entanto, a sua utilização contra civis continuou a ser legal. Em 1993, a utilização de gás lacrimogéneo foi proibida em conflitos armados por uma convenção internacional sobre a proibição do desenvolvimento, produção, armazenamento e utilização de armas químicas e sobre a sua destruição (5).

3-PROPRIEDADES QUÍMICAS E CONCENTRAÇÕES

Existem 3 tipos de gás lacrimogéneo (1,6-10):

- CN (w-cloroacetofenona) :

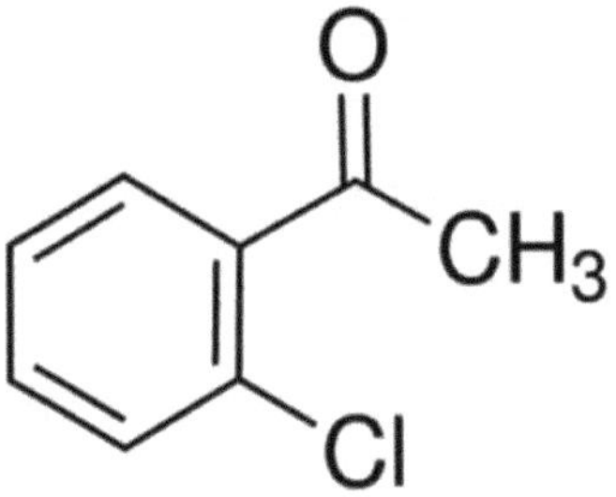

O

CH_3

Cl

Tem a fórmula molecular C8H7ClO e um peso molecular de 154,59. Tem uma temperatura de fusão de cerca de 58-59°C, um ponto de ebulição de 244-245°C e uma baixa pressão de vapor de 5,4 × 10- 3 mm Hg a 20°C. O CN é praticamente insolúvel em água, embora seja muito solúvel em etanol, éter e benzeno. O CN é um sólido, geralmente disseminado como um aerossol de partículas. Trata-se essencialmente de um gás lacrimogéneo. A exposição a uma concentração superior a cerca de 1 mg/m^3 induz um fluxo abundante de lágrimas em menos de um minuto. A dose letal por inalação para os seres humanos, extrapolada a partir de dados relativos a animais, é estimada em cerca de 8.500 mg/mn/m3 . O CN foi desenvolvido no final da Primeira Guerra Mundial, embora não tenha sido utilizado durante essa guerra. Após a Primeira Guerra Mundial, foi amplamente utilizado pelos militares e pelas forças policiais até ao aparecimento de outros agentes mais potentes e menos tóxicos.

• OC ou a capsaicina (N- (4-hidroxi-3-metoxibenzil)-8-metilnontrans 6-enamida):

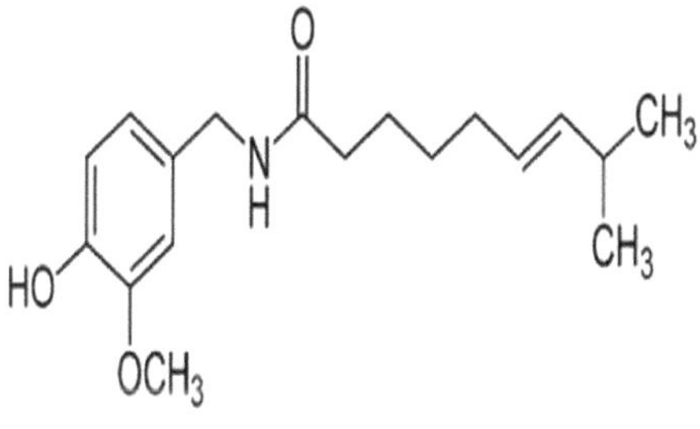

Ocorre naturalmente nos pimentos do género Capsicum. A capsaicina tem a fórmula molecular C18H27NO3 e um peso molecular de 305,41. É uma substância sólida, de cor esbranquiçada, inodora e pungente, com um ponto de fusão de cerca de 65°C e um ponto de ebulição de 210-220°C. Tem uma baixa pressão de vapor e é praticamente insolúvel em água, embora seja completamente solúvel em álcool, éter, clorofórmio e benzeno.

• CS (clorobenzilideno malononitrilo) :

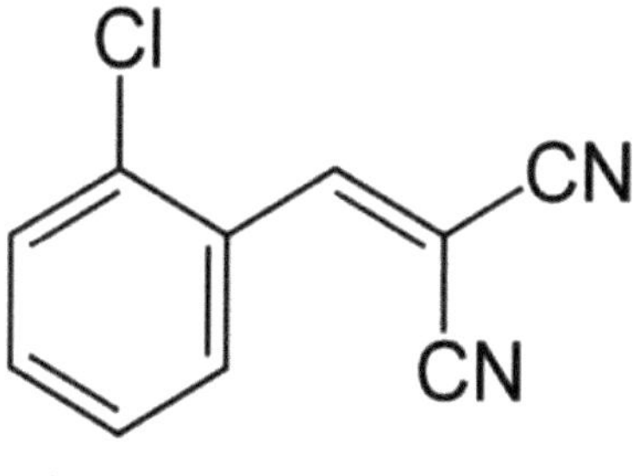

É o agente mais utilizado pela polícia, nomeadamente em França, nos Estados Unidos e na Tunísia. Tem a fórmula molecular C10H5ClN2 e um peso molecular de 188,6. Foi descoberto em 1928 pelos químicos britânicos Ben Corson e Roger Stoughton, sendo o nome CS derivado da primeira letra dos apelidos de ambos. Tem uma estrutura de cianocarbono. É um sólido cristalino branco com um odor apimentado, um ponto de fusão de cerca de 93°C e um ponto de ebulição de 310°C. Tem uma baixa pressão de vapor e é pouco solúvel em água, embora seja solúvel em acetona, cloreto de metileno, acetato de etilo e benzeno. O CS hidrolisa-se ligeiramente devagar em água, produzindo o-clorobenzaldeído e malononitrilo. As estimativas publicadas de doses letais para os seres humanos variam entre 25 000 e 100 000 mg/min/m^3 . Estas doses são calculadas por extrapolação a partir de resultados obtidos com animais de laboratório. Os efeitos do CS são qualitativamente muito semelhantes aos do CN, mas surgem mais rapidamente e ocorrem em concentrações mais baixas. O Quadro 2 apresenta uma breve comparação da toxicidade dos agentes.

Quadro 1: Comparação da toxicidade humana da CN, CS e OC (11-13)

	CN	CS	OC
Limiar de irritação ocular (mg/m3)	1.0	0.004	0.002
Concentração efectiva-ICt50* (mg/min/m3)	20-50	4-20	-
Dose letal estimada-ICt50* (em toneladas) (mg/min/m3)	8500-25000	25000-100000	>100000

***ICt50 (concentração incapacitante média)**: O volume de vapor ou aerossol inalado de um agente químico suficiente para incapacitar 50% das pessoas expostas e não protegidas.

4-MECANISMOS DE TOXICIDADE

O mecanismo de ação destes agentes no ser humano não é totalmente compreendido. Pensa-se que o CS e o CN actuam como um agente alquilante que possui o grupo (SN2) que reage prontamente com locais nucleofílicos. Provocam a inativação de várias enzimas nucleares, incluindo a desidrogenase láctica, a desidrogenase glutâmica e a descarboxilase pirúvica. A inativação destes sistemas enzimáticos metabólicos pode estar ligada a danos nos tecidos induzidos pela exposição (14,15).

Um mecanismo de ação adicional para o gás lacrimogéneo que causa irritação e dor pode ser devido à libertação de bradicinina (16).

O gás lacrimogéneo tem como alvo o recetor TRPA1, um recetor neuronal sensorial que é altamente sensível a irritantes. Quando activados pelo gás lacrimogéneo, os canais de membrana associados ao TRPA1 abrem-se e permitem a entrada de iões ca^{2+} na célula, causando despolarização (17). Os receptores TRPA1 são considerados a via final para as vias de sinalização inflamatórias. O desenvolvimento de antagonistas ou inibidores dos receptores TRPA1 pode levar ao tratamento da overdose de gás lacrimogéneo, ou mesmo à utilização desses antagonistas como profilaxia contra o gás lacrimogéneo (18).

5-UTILIZAÇÃO

O gás lacrimogéneo é utilizado sob a forma de granadas pelas forças policiais para dispersar tumultos. Produzem rapidamente uma irritação ou desconforto físico incapacitante temporário. Podem também ser utilizados durante as sessões de formação da polícia. A utilização de gás lacrimogéneo pela polícia obedece a procedimentos precisos (19). A granada pode ser lançada à mão ou com um lançador. Uma granada pode ser lançada à mão até 15 a 20 metros e a 200 metros com um lançador. Pode ser utilizada individualmente sob a forma de spray ou de lata de gás lacrimogéneo para autodefesa (2).

6-OS EFEITOS DO GÁS LACRIMOGÉNEO

O efeito do gás lacrimogéneo, qualquer que seja o seu tipo, depende de vários parâmetros, tais como o método de dispersão (jato gasoso ou de gel), a potência do jato (algumas bombas podem atingir dez metros), a forma do cone de dispersão (20), o facto de ser ou não lançado diretamente sobre a vítima, a distância a que esta se encontra, a superfície cutânea exposta, o ambiente aberto ou confinado, os meios de proteção utilizados, uma descontaminação eficaz e rápida e os antecedentes e a sensibilidade da vítima. Em condições normais de utilização, os sintomas são principalmente irritações cutâneas, oculares e respiratórias, que são significativas mas transitórias. No entanto, por vezes, verificam-se sintomas ou sequelas muito mais graves (21-23). Foram descritas mortes e a utilização destes meios de manutenção da ordem deu origem a uma controvérsia considerável.

6.1. Efeitos a curto prazo :

• Efeitos oculares :

Como o seu nome indica, este gás é um gás lacrimogéneo. O seu principal alvo são os olhos. Provoca uma irritação intensa das mucosas expostas, provocando lacrimejo, blefaroespasmo, eritema conjuntival e edema periorbital. Estes sintomas são mais graves nas vítimas que usam lentes de contacto. As lesões oculares permanentes são raras e não se registaram casos de cegueira em humanos como resultado da exposição ao gás CS ou ao spray. No entanto, pode ocorrer uma pressão intraocular elevada, que pode precipitar um glaucoma de ângulo fechado. Os potenciais problemas a longo prazo incluem cataratas, hemorragia intravítrea e neuropatia ótica pós-traumática (24-26).

- **Efeitos respiratórios:**

Quando o gás lacrimogéneo é inalado, provoca inicialmente congestão nasal e rinorreia. O seu sabor ácido e ardente chega à boca e precede o efeito de formigueiro na garganta. A progressão deste gás através da laringe, da traqueia e dos brônquios pode provocar tosse, produção de secreções abundantes, broncoespasmo e laringoespasmo. Uma exposição excessiva pode resultar em edema pulmonar, que pode ser retardado até 24 horas, pneumonite química ou insuficiência cardíaca congestiva (1,25,27-29). Os doentes com doenças respiratórias pré-existentes, como a asma ou a doença pulmonar obstrutiva crónica, estão particularmente expostos ao risco de reacções mais graves e de exacerbação das suas doenças subjacentes (17,30,31).

- **Efeitos dermatológicos:**

As lesões cutâneas observadas durante a exposição ao gás lacrimogéneo podem resultar quer das chamas quando a granada de gás lacrimogéneo explode perto da vítima, quer do contacto entre a pele da vítima e as granadas de gás lacrimogéneo lançadas pela polícia, quer ainda do efeito do pó contido na lata de gás lacrimogéneo quando este é projetado na roupa das vítimas próximas e permanece em contacto com a pele da vítima. Na pele, nomeadamente no rosto e nas pálpebras, pode observar-se uma irritação, como uma sensação de ardor, e mais raramente um eritema sem vesícula. As reacções cutâneas à exposição ao gás lacrimogéneo são muito variáveis (32-36).

- **Efeitos no trato digestivo :**

São raros e estão mais relacionados com a contaminação de alimentos ou bebidas pelo gás e não com a inalação. Dependem do grau de irritação das membranas mucosas e resultam no aparecimento de sintomas como náuseas, vómitos, falta de apetite, diarreia e dor abdominal (8,9,23,31).

6.2 Efeitos a longo prazo :

Os gases lacrimogéneos provocam sintomas clínicos temporários que desaparecem alguns minutos ou mesmo algumas horas após a exposição. Mais raramente, a inalação de gás lacrimogéneo e em condições particulares de localização e de concentração do gás inalado pode provocar sintomas a longo prazo, nomeadamente respiratórios: trata-se **da síndrome de disfunção reactiva das vias respiratórias (RADS) ou síndrome de Brooks**. Esta síndrome coloca aos peritos médicos um duplo problema: o primeiro é de diagnóstico e o segundo diz respeito à imputabilidade da exposição ao gás lacrimogéneo. O síndroma da disfunção reactiva das vias respiratórias será abordado mais adiante em pormenor.

7-GÁS LACRIMOGÉNEO E MORTE

A nossa revisão da literatura não revelou dados relativos a casos de morte causados pela inalação de gás lacrimogéneo. No entanto, são raros os casos de morte provocados por botijas de gás lacrimogéneo. Este projétil pode comportar-se como um objeto contundente, causando traumatismos graves e morte devido à sua energia cinética. Os traumatismos do tórax e do pescoço podem ser fatais (37-40). O gás lacrimogéneo pode também provocar traumatismos graves mas não mortais (cranianos, faciais, torácicos, etc.) susceptíveis de deixar sequelas nas vítimas (41). Nesta situação, o perito médico será chamado a avaliar as sequelas e a determinar o nível de incapacidade.

8-TRATAMENTO

Em caso de exposição a gás lacrimogéneo, as pessoas afectadas devem ser retiradas o mais rapidamente possível da zona onde o spray foi utilizado. Em seguida, devem ser expostos a ar fresco, o que acelerará a descontaminação dos olhos. Nos casos em que as vítimas apresentem sintomas respiratórios graves, está indicada a oxigenoterapia normobárica. O vestuário contaminado deve ser retirado e colocado num saco de plástico. Os olhos devem ser lavados o mais rapidamente possível com uma solução salina ou água fria para reduzir a sensação de ardor e facilitar a eliminação do ingrediente ativo. Este tratamento também ajuda a evitar as complicações acima referidas (42,43). Se forem usadas lentes de contacto, estas devem ser retiradas rapidamente e descontaminadas antes de serem reutilizadas. Se a dor persistir e o doente continuar a não conseguir abrir os olhos, é aconselhável irrigar o fundo de saco palpebral, pois o gás lacrimogéneo tem tendência a acumular-se aí e a ficar retido. Em caso de inflamação ocular, podem ser utilizados anti-inflamatórios não esteróides ou corticosteróides. A face, e em particular as pálpebras, deve ser descontaminada com um sabão suave, evitando esfregar e esfregar com uma esponja para não facilitar a penetração da substância tóxica, que é altamente lipofílica (17,43). As vítimas devem lavar as mãos para evitar a recontaminação dos olhos. O pessoal médico deve usar luvas para evitar transferir a contaminação para si próprio e para os doentes (27,44,45).

9-SÍNDROME DE DISFUNÇÃO REACTIVA DAS VIAS RESPIRATÓRIAS

9.1. Definição:

A Síndrome de Brooks ou **Síndrome de Disfunção Reactiva das Vias Aéreas (SRAA)** foi descrita pela primeira vez em 1985 por Brooks e definida como o aparecimento de sintomas sugestivos de asma nas 24 horas seguintes à exposição a um gás, vapor ou fumo com propriedades irritantes em concentração elevada. Estes sintomas são acompanhados por obstrução brônquica e/ou hiper-responsividade brônquica não específica (46,47). Refere-se à asma devida a uma **única** inalação aguda de um gás irritante, que pode, mesmo na ausência de um broncospasmo inicial transitório, evoluir ao longo de meses ou anos. O gás lacrimogéneo é um dos irritantes que pode causar esta síndrome.

9.2. Fisiopatologia :

Na RADS, os sintomas agudos e imediatos devem-se certamente à inflamação das vias respiratórias. A exposição maciça leva a uma alteração e destruição maciça do epitélio brônquico, seguida da ativação direta de vias de inflamação não adrenérgicas e não colinérgicas através de reflexos anóxicos. Pode também ocorrer ativação não específica de macrófagos e desgranulação de mastócitos, com libertação de mediadores quimiotácticos e tóxicos. O recrutamento secundário de células inflamatórias para a lesão acentua e mantém a resposta inflamatória (48). O dano ao epitélio parece ser o fator-chave inicial: altera a função intrínseca das células epiteliais e leva à libertação de mediadores inflamatórios por estas células, resultando em alterações na permeabilidade microvascular e no aumento da secreção de muco (49).

No entanto, a razão pela qual a asma se desenvolve em certos indivíduos não é clara. Foram avançadas várias hipóteses para explicar a persistência da hiperresponsividade brônquica, incluindo :

- O limiar dos receptores de irritação das vias respiratórias é alterado devido à reepitelização e à reinervação das vias respiratórias.
- Aumento da permeabilidade das paredes das vias respiratórias na sequência de lesões da mucosa brônquica, facilitando o acesso aos receptores de irritação das substâncias inaladas.
- A alteração muito prolongada da reatividade do músculo liso na sequência da libertação maciça de mediadores durante o acidente por inalação e a reação inflamatória.
- Inflamação persistente dos brônquios.

9.3. Resultados das biopsias brônquicas :

As biópsias revelam muito regularmente :

- lesões do epitélio respiratório, com destruição mais ou menos maciça.

- pseudo-espessamento da membrana basal que, quando estudada ultra-estruturalmente, parece dever-se a uma fibrose sub-epitelial com acumulação de fibras de colagénio, estando a integridade da membrana basal preservada.

- a submucosa brônquica é o local de uma reação inflamatória geralmente moderada, principalmente mononuclear e sobretudo inespecífica, sem infiltrado eosinofílico.

9.4. Caraterísticas gerais :

As vítimas são mais frequentemente homens com idades compreendidas entre os 30 e os 40 anos. O tabagismo não parece desempenhar um papel significativo. A atopia não é mais frequente nas pessoas afectadas. A exposição à substância tóxica dura geralmente de alguns minutos a 12 horas (50).

9.5. Diagnóstico positivo :

O diagnóstico baseia-se na demonstração de um distúrbio ventilatório obstrutivo no teste respiratório funcional (FRT), espontaneamente ou após um teste de provocação brônquica com metacolina num indivíduo previamente sem sintomas, após uma única exposição a um agente irritante (gás, fumo, etc.). A perturbação ventilatória obstrutiva é detectada pela investigação respiratória funcional (IRF):

- Um volume volume expiratório forçado num segundo (FEV1) inferior a 80% do valor teórico

- O coeficiente de Tiffeneau (FEV1/CV) também é reduzido.

9.6. O estado clínico à distância do acidente :

A RADS caracteriza-se pela persistência de ataques de asma com hiperresponsividade brônquica após o acidente inicial. A frequência e a gravidade das crises podem intensificar-se. Entre as crises, existe frequentemente um síndroma obstrutivo incompletamente reversível com terapia adrenérgica, o que distingue a síndrome da asma alérgica benigna. A intensidade da exposição é o principal fator no aparecimento e na gravidade da RADS. Em suma, a evolução da doença pode ser resumida da seguinte forma: metade dos doentes evolui para a cura, um quarto permanece estável e um quarto sofre um agravamento do seu estado. A importância dos sinais clínicos iniciais e talvez a presença precoce de uma síndrome obstrutiva e de uma hiperresponsividade brônquica são factores negativos. Não há provas de que a terapêutica precoce com corticosteróides possa prevenir o desenvolvimento da SRAD (50-53).

10- CARACTERÍSTICAS ESPECIAIS DO EXAME FORENSE DAS VÍTIMAS DE EXPOSIÇÃO

10.1. Gás lacrimogéneo e imputabilidade :

Em termos médico-legais, a imputabilidade é o estudo da relação entre o traumatismo, as lesões iniciais e as sequelas observadas. Nem sempre é fácil estabelecer o nexo de causalidade, nomeadamente quando existe um estado patológico prévio ou quando vários acontecimentos contribuíram, com diferentes proporções de responsabilidade, para a génese da lesão.

O estabelecimento de uma relação de imputabilidade baseia-se no estudo de um conjunto de critérios ditos de "imputabilidade". Estes critérios, inicialmente descritos por Maurice Müller e Cordonnier em 1925 e depois revistos por Simonien (54,55), são em número de sete:

- **Realidade do traumatismo:** Para que a imputabilidade do dano seja reconhecida em relação a um acontecimento (traumatismo), este último deve ser real e comprovado.

- **Intensidade:** Para causar danos, um traumatismo deve ser suficientemente intenso para gerar perturbações. No entanto, há excepções a este critério, na medida em que um traumatismo, sem ser grave e intenso, pode levar a perturbações secundárias.

- **Concordância do local:** Em princípio, a lesão deve aparecer na região do corpo onde ocorreu o traumatismo. Esta noção pode não existir para certos tipos de perturbações endócrinas causadas pelo stress traumático.

- **Prazo lógico entre o traumatismo e o dano:** Este critério é, de facto, difícil de normalizar e permanece variável em função dos danos. Por exemplo, algumas perturbações podem desenvolver-se precocemente na sequência de um traumatismo, enquanto outras podem desenvolver-se muito mais tarde, por vezes demorando anos a aparecer. A duração deste atraso não exclui a imputabilidade, mas atenua-a. Algumas lesões exigem um prazo mais longo (por exemplo, necrose da cabeça do fémur, epilepsia pós-traumática).

- **Continuidade dos sintomas:** Em geral, os sintomas e o desconforto funcional residual devem evoluir continuamente entre o traumatismo inicial e o estado final. No entanto, para algumas lesões, esta regra pode não se aplicar (por exemplo, o aparecimento de epilepsia anos após um traumatismo craniano).

- **Plausibilidade patogénica:** Uma perturbação só pode ser reconhecida como uma sequela atribuível a um traumatismo se existir um mecanismo cientificamente aceite que prove que a perturbação pode resultar do traumatismo.

- **Ausência de uma patologia prévia:** O dano só pode ser atribuído aum acontecimento traumático se não existir uma condição patológica prévia. A existência desta última faria com que o processo fizesse parte de um mecanismo de interação (agravamento, desencadeamento, etc.) entre os dois acontecimentos e não de uma génese inicial.

Para atribuir a exposição à SRAD, deve estar presente um conjunto de critérios definidos por Brooks. Existem 8 critérios (23):

- Sem queixas respiratórias anteriores ;
- Início de problemas respiratórios após uma única exposição a irritantes brônquicos ;
- Exposição a concentrações elevadas de gases, vapores, aerossóis, fumos e poeiras irritantes;
- Os problemas respiratórios surgem nas 24 horas seguintes à exposição e persistem durante pelo menos três meses;
- Sintomas semelhantes aos da asma com vontade de tossir, ataques de desconforto respiratório ou dispneia aos esforços, presença de estertores sibilantes ao exame clínico;
- Possível distúrbio ventilatório obstrutivo na EFR;
- Teste de metacolina positivo ;
- Exclusão de outras doenças broncopulmonares ;

Na nossa série, duas das 27 vítimas de exposição a gás lacrimogéneo tinham conservado uma RADS. Estas vítimas tinham validado os 8 critérios de imputabilidade.

A imputabilidade da SRAD à inalação de gás lacrimogéneo deve basear-se na cronologia e nas circunstâncias da exposição. O aparecimento de sintomas nas 24 horas seguintes é um critério diagnóstico importante, mas também aqui a sua aplicação deve ser ponderada: o início das perturbações pode ser ligeiramente retardado, ultrapassando as 24 horas (56). Vários autores já discutiram a relevância do primeiro critério, a ausência de queixas respiratórias prévias. De facto, o estado da vítima pode ter-se agravado. Por exemplo, o diagnóstico de SRAD foi aceite no caso de um antigo asmático exposto ao óxido nitroso durante o descarrilamento de um comboio no Louisiana em 1995: este doente era assintomático e não fazia qualquer tratamento há muitos anos (56). A existência de uma história de asma alérgica ou de DPOC nas vítimas não deve levar a uma rejeição do diagnóstico. Na nossa série, o diagnóstico de SRAD foi mantido em duas outras vítimas apesar da presença de antecedentes de patologia respiratória.

10.2. Gás lacrimogéneo e condição anterior :

- **Definição:**

Segundo o Professor Fagnart (57), o estado anterior é uma situação anormal da fisiologia, da anatomia ou do psiquismo do indivíduo, que cria uma patologia estabelecida ou um estado latente (ele próprio já patológico, mas ainda sem manifestações clínicas) (58).

É também definida como o estado da vítima antes do acidente (59).

Pode também ser definido como "um relatório de lesões, ou seja, um relatório médico que enumera as patologias de que uma pessoa sofre ou sofreu antes do acidente em causa". A doutrina médica considera ainda que o estado antecedente "é constituído por todos os antecedentes susceptíveis de intervir no processo patológico subsequente ao acidente.

- **Dificuldades da avaliação em relação ao estado anterior:**

Várias dificuldades podem coexistir face a uma condição anterior, tais como:

• Reconhecimento do estado anterior, definição dos seus limites e das suas repercussões dolorosas e funcionais antes da ocorrência do traumatismo.

• Falta de paralelismo entre as informações fornecidas, nomeadamente por imagem, e o impacto funcional da patologia anterior,

• A dificuldade de obter informações fiáveis sobre esta condição prévia junto da pessoa lesada, que pode ter interesse em mascará-la ou em negar as suas consequências.

• Dificuldade em obter documentos médicos que contenham informações sobre o estado anterior do doente, como um relatório hospitalar ou um atestado do médico assistente.

➢ **Como é que se encontra o estado anterior?**

A procura do estado anterior pelo perito médico deve ser efectuada em todas as fases da peritagem

-A história clínica: Para cada antecedente, será necessário ser preciso quanto às datas e aos períodos de hospitalização, de baixa, etc. No entanto, há que reconhecer que o médico examinador só pode procurar informações relativas a um estado anterior com base naquilo que o doente está disposto a revelar e a fornecer como documentos no respeito do segredo médico.

-Exame clínico: Este exame é utilizado para identificar os sinais clínicos associados a uma determinada patologia e para trazer à tona antecedentes esquecidos pelo paciente (por exemplo, cicatrizes de laparotomia ou deformidades ósseas).

-Eventual recurso a aconselhamento especializado: Trata-se de recorrer a um profissional de saúde qualificado (médico especialista, terapeuta da fala, psicólogo, terapeuta ocupacional, protésico) para dar uma opinião ou informações úteis sobre a doença. O médico deve manter o controlo das questões que coloca. Não cabe ao consultor substituir-se ao especialista.

-Comunicação dos documentos relativos à situação anterior: Isto é fácil se a "vítima" for cooperante. A vítima é a proprietária das informações médicas que lhe dizem respeito. Mais concretamente, trata-se de relatórios de operações, relatórios hospitalares, resultados anatomopatológicos e atestados médicos. O perito não tem poder direto para obter os documentos de que necessita. Nos processos penais, pode fazê-lo através do juiz de instrução ou da autoridade policial que o solicitou.

➢ **Influência do traumatismo n o estado anterior :**

O traumatismo pode influenciar o estado anterior. Pode :

- **Revelar:** A revelação é a ação de tornar conhecido o que era desconhecido (estado anterior ou predisposição). Isto não implica qualquer patologia prévia óbvia. O traumatismo não está relacionado com esta patologia e teve apenas um papel revelador. O motivo desta revelação pode ser um exame radiológico, um exame biológico ou o exame físico efectuado pelo médico(60-62).
- **Desencadeamento:** O desencadeamento é o fenómeno que provoca o aparecimento de perturbações que não existiam anteriormente. O desencadeamento exclui qualquer patologia prévia comprovada. "Só

podemos despoletar o que não foi previamente despoletado" (61). O desencadeamento pressupõe, por definição, que o traumatismo provoca o aparecimento de uma perturbação que não existia anteriormente e que, sem este acontecimento, não teria existido nas mesmas circunstâncias. Esta perturbação pode ser favorecida pela predisposição da vítima ou pela sua personalidade de base, mas antes do traumatismo, a vítima não sofria de qualquer patologia.

- **Descompensar:** Antes do traumatismo, existia um estado patológico clinicamente comprovado, mas que foi compensado naturalmente ou por tratamento. O traumatismo pode provocar uma descompensação temporária do estado anterior que era silencioso e justificar um TIW e um quantum doloris ou dar origem a uma descompensação duradoura que justificará também a atribuição de um PPI.

- **Agravamento:** Na realidade, só podemos falar em agravamento se houver sinergia entre a doença anterior e a nova deficiência. Esta sinergia existirá quando o acidente afetar a função que já estava comprometida pela doença anterior comprovada. Por outro lado, se houver uma nova lesão que afecte uma função diferente da afetada pela doença anterior comprovada, há uma simples justaposição de lesões. A nova incapacidade é totalmente independente da doença anterior comprovada.

O agravamento consiste em passar de um nível de incómodo C1 para um nível de incómodo C2 com $C2 \geq C1$ (por exemplo, de um incómodo moderado para um incómodo grave). A taxa de incapacidade parcial permanente (PPD) é então calculada utilizando a fórmula de Gabrieli como guia:

Incapacidade resultante de um segundo traumatismo :

C1-C2 / C1

Sendo **C1**= Capacidade remanescente de um trauma anterior.

C2= Capacidade restante de um trauma atual.

- **Acentuar /Acelerar:** A aceleração refere-se ao efeito do traumatismo sobre um estado anterior comprovado e em evolução. O estado anterior, independentemente do traumatismo, deveria ter conduzido ao estado observado no momento do traumatismo. No entanto, o processo evolutivo foi acelerado pelo trauma.

A confirmação da aceleração é difícil de estabelecer. Baseia-se essencialmente na presença no sujeito, antes do traumatismo, de uma patologia de tipo progressivo, no sentido de um agravamento inelutável que conduz a um estado grave, ou mesmo à morte, e no facto de a longevidade nestes casos ter sido reduzida.

- **Neutro:** O trauma não está relacionado com a condição anterior. O doente tenta atribuir tudo ao traumatismo para aumentar a taxa de IPP. Em geral, é difícil excluir qualquer ligação entre o traumatismo e a doença anterior.

10.3. Gás lacrimogéneo e traumatismos associados:

Embora não exista uma interação aparente entre a exposição ao gás lacrimogéneo e o traumatismo, um traumatismo suficientemente violento pode tornar a vítima imóvel, o que pode prolongar a duração da exposição da vítima ao gás. Por outro lado, a inalação do gás neutraliza a vítima e expõe-na ao ataque da polícia.

11- AS DIFICULDADES DE AVALIAÇÃO DAS VÍTIMAS DE EXPOSIÇÃO A GÁS LACRIMOGÉNEO

11.1. Relativamente à qualidade do certificado médico inicial :

O certificado médico inicial (CMI) é a pedra angular da avaliação do dano corporal: é a prova da realidade do traumatismo em que o médico perito baseia a sua avaliação do dano sofrido pela vítima. Por conseguinte, um CMI de boa qualidade facilita a tarefa do perito de determinar as sequelas e de determinar se estas são imputáveis ao acontecimento traumático. Um atestado médico de qualidade inicial deve, em primeiro lugar, ser datado no dia da sua elaboração e incluir a identidade do médico (apelido, nome próprio, cargo, endereço), a identidade do doente e, em caso de requisição, a autoridade requerente. Este documento deve igualmente mencionar, de forma condicional, os factos alegados pela pessoa, com a data e o tipo de violência sofrida. O médico, sem questionar as declarações do seu paciente, não pode atestar uma situação que não tenha presenciado diretamente. O período de tempo decorrido entre os factos alegados e o exame médico pode ser anotado no atestado. O médico deve ter o cuidado de indicar apenas os antecedentes da pessoa que possam estar relacionados com a violência denunciada. O atestado deve igualmente indicar os documentos fornecidos pelo paciente, nomeadamente os exames complementares efectuados e apresentados e os dias de hospitalização. Os sinais funcionais e as queixas descritas pelo paciente devem ser registados. Segue-se o exame médico, com indicação do local, data e hora, e a descrição das lesões aparentemente traumáticas. Esta descrição é importante e está bem codificada. A descrição deve ser exacta e precisa, indicando o tipo, a cor, a forma, o tamanho (largura, comprimento, profundidade) e a localização em relação aos pontos anatómicos evidentes de cada lesão observada. Os termos utilizados devem ser adequados (63,64). Se não for visível qualquer lesão no exame clínico, este facto deve ser mencionado. Os resultados negativos são tão importantes como os positivos. O doente pode referir dor sem lesão cutânea visível. Será necessário descrever se há contratura muscular (nomeadamente na coluna cervical, dorsal ou lombar), ou edema que indique um mecanismo de entorse, por exemplo. Em todos os casos, a descrição da lesão deve ser completada por uma pesquisa de incapacidade funcional ou de impotência, descrevendo-a em termos de substância e de intensidade. Pode ser registada a presença ou ausência de desconforto ao vestir-se, ao caminhar, ao agarrar ou ao levantar-se de uma cadeira ou mesa de exame (64).

11.2. Em relação à simulação de vítimas :

O comportamento de simulação destas vítimas explica-se pelo facto de esta perícia implicar um risco muito elevado, que é o de figurar na lista dos feridos da revolução. Nesta situação, o médico perito, para além das suas competências clínicas, deve possuir conhecimentos de psicopatologia e de comportamento para poder detetar uma vítima simuladora (65-68).

O Manual de Diagnóstico e Estatística das Perturbações Mentais elaborado pela Associação Americana de Psiquiatria **(DSM-V)** (69) define o fingimento como "a produção intencional de sintomas físicos ou psicológicos inautênticos ou grosseiramente exagerados", motivada por incentivos externos, tais como evitar obrigações militares, evitar o trabalho, obter compensações financeiras, evitar processos judiciais ou obter drogas". O DSM-V considera que o fingimento deve ser fortemente suspeitado na presença de uma ou mais das seguintes manifestações:

1. existência de um contexto médico-legal ;

2. discrepância significativa entre o sofrimento ou a incapacidade declarados pelo sujeito e os resultados objectivos do exame ;

3. falta de cooperação durante a avaliação diagnóstica e incumprimento do tratamento médico prescrito ;

4. existência de uma personalidade antissocial.

A simulação está na origem de toda uma série de comportamentos que devem, no entanto, ser tidos em conta e que são de 3 tipos:

- **Simulação pura"**, em que o sujeito inventa de raiz um conjunto de sintomas ou défices que não existem.

- **Exagero de** perturbações existentes ou sobre-simulação (exagero deliberado de uma condição real). Neste tipo de comportamento bastante frequente, o simulador explora e amplifica uma perturbação mórbida pré-existente.

- **Fixação de** perturbações que desapareceram efetivamente. Neste caso, o sujeito perseverará na sua atitude de simulação.

O desejo de simular nem sempre resulta de um interesse em obter uma indemnização financeira, mas pode também basear-se na necessidade do simulador de ser reconhecido como vítima. Ao lidar com o acontecimento traumático e as suas consequências, as pessoas que o rodeiam podem desempenhar um papel importante na adoção de certos comportamentos de simulação. As crianças são um caso especial neste domínio. As pessoas próximas de uma criança (nomeadamente os pais) desempenham um papel importante na adoção de comportamentos de simulação.

No que diz respeito aos princípios médico-legais que orientam a avaliação das cabeças de perda, a discussão é limitada por dois limites (67) :

- **subavaliação** maciça, subestimando a autenticidade e a gravidade do quadro e do sofrimento, nomeadamente no caso de queixas psicológicas.
- **uma sobreavaliação**, limitando-se a registar as queixas do sujeito sem as poder analisar.

No caso de vítimas com sequelas orgânicas simuladas, o interrogatório, o exame clínico e os exames complementares permitem ao médico perito detetar facilmente estes casos. No entanto, no caso de sequelas neuropsicológicas simuladas, o diagnóstico torna-se mais delicado e requer, para além dos exames habituais, os seguintes:

- escalas para avaliar o potencial fascista (escala F), a Entrevista Estruturada de Sintomas Relatados (SIRS) e o Inventário Estruturado de Sintomatologia Maligna (SIMS).
- A simulação pode ser feita através de pistas como a latência (a produção deliberada de respostas incorrectas exigiria um processamento de informação mais longo do que a produção de respostas corretas), pistas como os tipos de erros produzidos, a presença ou ausência de perseveração e na criança pela falta de sofisticação e desempenho inconsistente demonstrado e a influência (o treino) detectada pela observação clínica das interações pais-criança. No entanto, todos estes métodos são controversos em termos

de eficácia e de validade (66,68).

O papel do perito é ser um bom ouvinte, com uma abordagem benevolente, profissional e neutra, de modo a compreender o melhor possível as dificuldades do periciado. O clima de escuta e empatia criado pelo perito é um critério fundamental que deve permitir à pessoa submetida à perícia exprimir o seu sofrimento de forma autêntica: esta sentirá menos necessidade de simular para garantir o seu reconhecimento como vítima (65). Para além disso, o perito não deve, na tentativa de neutralizar uma eventual falsificação, tornar-se ele próprio um falsificador, tentando mostrar-se a priori parcial e demasiado favorável. O papel do perito é apenas o de esclarecer o juiz e não tem poder de decisão: é isso que caracteriza a sua neutralidade, que deve ser mantida, mesmo quando se pretende estabelecer um clima de confiança (66).

11.3. Em relação às vítimas :

Na Tunísia, uma pessoa idosa, na aceção do artigo 1.º da Lei n.º 94-114 de 31/10/1994, relativa à proteção dos idosos, é qualquer pessoa com mais de 60 anos. Do ponto de vista biológico, o envelhecimento é o produto da acumulação de um vasto conjunto de danos moleculares e celulares ao longo do tempo. Isto conduz a uma deterioração progressiva das capacidades físicas e mentais, a um aumento do risco de doença e, finalmente, à morte. O envelhecimento começa cedo, mas os seus efeitos só são perceptíveis a partir dos 50 anos e caracterizam-se essencialmente por uma diminuição das reservas funcionais do indivíduo, o que leva a uma dificuldade crescente de adaptação a novas situações e de desenvolvimento de estratégias, ou seja, de resistência e de coping.

O envelhecimento tem um impacto fenotípico numa série de funções, como a massa muscular, a massa óssea, a função cardíaca, a função hepática e a função renal. O envelhecimento também afecta a função respiratória: O envelhecimento respiratório é algo invulgar, na medida em que é a consequência de um enrijecimento da caixa torácica e também da sarcopenia, que afecta os músculos da caixa torácica. Com o avançar da idade, verifica-se uma inversão do fluxo de ar e do fluxo vascular. Os jovens respiram e ventilam na base do corpo, onde ocorre a hematose. Com a idade, a ventilação nos ápices torna-se mais importante devido a uma diminuição da mecânica do diafragma. As áreas mais bem ventiladas são menos perfundidas, levando a hipoxémia e a uma redução da área de superfície alveolar. A combinação do envelhecimento cardíaco e pulmonar contribui para o aparecimento progressivo do descondicionamento induzido pelo exercício. Esta redução fisiológica da capacidade respiratória tem constituído um problema para os especialistas quando avaliam as sequelas respiratórias em vítimas de exposição a gás lacrimogéneo (70).

A análise forense da pessoa idosa não pode, portanto, ignorar a sua trajetória de vida particular, repleta de acontecimentos e marcada pelo fenómeno fisiológico do envelhecimento, que colide com os riscos da vida (71). O que é essencial na avaliação da pessoa A procura de uma condição anterior nos idosos é mais difícil do que nas pessoas de meia-idade. A procura de uma patologia anterior numa pessoa idosa é mais difícil do que numa pessoa de meia-idade, porque essa patologia é deliberada ou inadvertidamente ocultada pelas pessoas que a rodeiam ou pela própria pessoa, em parte porque não querem ver os seus entes queridos envelhecer, e em parte porque simplesmente esqueceram um passado patológico que foi relegado para segundo plano.O médico perito não pode efetuar uma avaliação pós-traumática sem ter também uma descrição precisa e completa dos elementos de autonomia, situando esta pessoa no seu tecido social, nas suas ajudas, tal como era exatamente antes do acontecimento para se gerir a si própria. O papel do perito médico consiste em descrever apenas as sequelas que estão direta e definitivamente relacionadas com as lesões. Para além das sequelas, o acidente pode também provocar um desequilíbrio social, por vezes exigindo a utilização de ajudas, por vezes obrigando o doente a mudar o seu estilo de vida, o que pode mesmo implicar uma mudança de local de residência. O papel do perito médico consiste em descrever esta mudança de situação, especificando os papéis respectivos do acidente, do estado anterior do doente e dos seus familiares ou amigos (70).

Ao efetuar um exame médico de uma pessoa idosa, o perito não deve esquecer três elementos fundamentais a estudar:

- O impacto funcional do acidente,
- O estado anterior da vítima,
- O impacto na autonomia da vítima.

12- CONCLUSÃO

O gás lacrimogéneo é uma arma química cada vez mais utilizada pela polícia para dispersar manifestantes durante operações de controlo de motins. Tem as propriedades de um agente fisicamente incapacitante que provoca rapidamente uma incapacidade temporária a curto prazo. Esta arma caracteriza-se pela sua baixa toxicidade e pela reversibilidade dos seus efeitos se for utilizada como recomendado. Este gás pode causar danos a pessoas expostas. Durante a revolução tunisina de janeiro de 2011, vários manifestantes foram expostos a gás lacrimogéneo, alguns dos quais apresentaram queixas oficiais aos tribunais. Para os peritos em danos pessoais, a exposição ao gás lacrimogéneo coloca sérios problemas em termos de prova da exposição, de estabelecimento do nexo de causalidade e de avaliação médico-legal das sequelas. O reconhecimento do nexo de causalidade entre a exposição ao gás lacrimogéneo e as sequelas constatadas baseia-se na verificação dos critérios de imputabilidade, que são: a realidade da exposição, a realidade da patologia através do seu diagnóstico, a concordância da sede entre a exposição e a doença sequelar, bem como o momento do aparecimento desta doença, a sequência cronológica dos sintomas desde a exposição, a ausência de uma patologia anterior e de uma causa não relacionada com a exposição. Por vezes, é difícil verificar estes critérios devido ao estado anterior da vítima, à qualidade do atestado médico inicial, à simulação das vítimas e à determinação das sequelas nas pessoas idosas.

REFERÊNCIAS

1. C. Bismuto. ARMAS QUÍMICAS Descrição e riscos tóxicos. Réanimation Urgences. 1993;2(6):625-33.

2. Baert A, V. Danel. Armas químicas. EMC - Toxicol Pathol. 2004;1:117-23.

3. Amnistia Internacional: Israel and the Occupied Territories: The Misuse of Tear Gas by Israeli Army Personnel in the Israeli Occupied Territories, Londres, 1 de junho de 1988.

4. Lion O. Des armes maudites pour les sales guerres ? l'emploi des armes chimiques dans les conflits asymétriques. Stratégique. 2009;1:491-531.

5. CONVENÇÃO SOBRE A PROIBIÇÃO DO DESENVOLVIMENTO, PRODUÇÃO, ARMAZENAMENTO E UTILIZAÇÃO DE ARMAS QUÍMICAS E SOBRE A SUA DESTRUIÇÃO. 2005:1-169.

6. Dibenz B, Blain PG. Tear Gases and Irritant Incapacitants. Toxical Rev. 2003;22(2):103-10.

7. ASPECTOS SANITÁRIOS DAS ARMAS QUÍMICAS E BIOLÓGICAS
Relatório de um grupo de consultores da OMS. 1969:1-132.

8. Zucchetti M, Torino P. Danos ambientais e humanos causados pelo gás lacrimogéneo CS. TCIMAIL. 2011;1-6.

9. Schep LJ, Slaughter RJ, Mcbride DI. Riot control agents: the tear gases CN , CS and OC - a medical review. J R Army Med Corps.

2013;59:1-6.

10. Malhotra RC, Kumar P. Chemistry and Toxicity of Tear Gases. Def Sci J. 1987;37(2):281-96.

11. Carron PN, Yersin B. Management of the effects of exposure to tear gas.

BMJ. 2009;338:b2283.

12. Olajos EJ, Salem H. Riot control agents: pharmacology, toxicology, biochemistry andchemistry. J Appl Toxicol. 2001;21:355-91.

13. Steffee CH, Lantz PE, Flannagan LM, et al. Oleoresin capsicum (pimenta) spray and "in-custody deaths". Am J Forensic Med Pathol. 1995;16:185-92.

14. Sanford JP. Aspectos médicos dos agentes de controlo de motins (assédio). Annu Rev Med. 1976;27:421-9.

15. Worthington E, Nee PA. Exposição ao CS - efeitos clínicos e gestão.

J Accid Emerg Med. 1999;16:168-70.

16. Cucinell SA, Swentzel KC, Biskup R, et al. Biochemical interactions and metabolic fate of riot control agents. Fed Proc. 1971;30:86-91.

17. E. FONTAN. Os sprays de pimenta substituem o gás lacrimogéneo para os particulares. J Med Leg Droit Med. 2007;50:279-85.

18. Brône B, Peeters PJ, Marrannes R, Mercken M, Nuydens R, Meert T, et al. Os gases lacrimais CN , CR e CS são activadores potentes do recetor TRPA1 humano. Toxicol Appl Pharmacol. 2008;231:150-6.

19. BL.Danto .Problemas médicos e critérios relativos à utilização de gás lacrimogéneo pela polícia. Am J Forensic Med Pathol. 1987;8:317-22.

20. VW.Sidel, RM.Goldwyn. Armas químicas e biológicas: uma cartilha.
M.D. N Engl J Med. 1966;274:21-27.

21. J.M.Sapori. Armas químicas para aplicação da lei. In: Sociedade de Toxicologia Clínica. 2012. p. 1-13.

22. P.J.Anderson. Efeitos agudos do potente lacrimogéneo o-clorobenzilideno malononitrilo (CS) gás lacrimogéneo. Hum Exp Toxicol. 1996;15:461-5.

23. Dimitroglou Y, Rachiotis G, Hadjichristodoulou C. Exposure to the Riot Control Agent CS and Potential Health Effects: A Systematic Review of the Evidence. Int J Environ Res Public Heal. 2015;12:1397-411.

24. Hoffmann DH. QUEIMADURAS OCULARES CAUSADAS POR GÁS LACRIMOGÉNEO. Brit J Ophthal. 2000;51:265-8.

25. Horton DK, Berkowitz Z, Kaye WE. Contaminação secundária de pessoal de ED de eventos de materiais perigosos, 1995-2001. Am J Emerg Med. 2003;21:199-204.

26. Yih JP. Lesão ocular por gás CS [editorial]. BMJ. 1995;311:276.

27. Worthington E, Nee PA. Exposição ao CS - efeitos clínicos e gestão. J Accid Emerg Med. 1999;16:168-70.

28. Arbak P, Ba EG, Kumbasar ÖO, Ülger F, Zeki KJJ, Evyapan F. Long Term Effects of Tear Gases on Respiratory System: Análise de 93 casos. Sci World J. 2014;5-9.

29. Park S, Jolla L. Toxic Effects of Tear Gas on an Infant Following Prolonged Exposure (Efeitos tóxicos do gás lacrimogéneo num bebé após exposição prolongada). amer J dis cild. 2015;123:245-6.

30. Efeitos pulmonares agudos do "gás lacrimogéneo" o-clorobenzilidenemalonitrilo: Um resultado de exposição único desmascarado pelo exercício extenuante após um evento de treino militar. Mil Med. 2002;167:136-9.

31. Blain PG. Incapacitantes Humanos [Internet]. Primeira edição. NEUROTOXICOLOGIA CLÍNICA: Síndromes, Substâncias, Ambientes. 2016:660-673

32. Ro YS, Lee CW. Dermatite lacrimal de contacto alérgica devido a CS.int J Dermatol. 1991;30(8):576-7.

33. Agrawal Y, Thornton D, Phipps A. CS gas - Completely safe? Relato de um caso de queimadura e revisão da literatura. BURNS. 2009;35:895-7.

34. John S, Thomas S. Unintended cutaneous reactions to CS spray. Contact Dermatitis. 2005;53:9-13.

35. S.Sommer, SM.Wilkinson. Dermatite de padrão de exposição devido ao gás CS.

Dermatite de contacto. 1999;40:46-7.

36. Parneix-Spake A, Al. AT et. Reação cutânea grave a sprays de autodefesa. Arch Dermatol. 1993;129:913.

37. Clarot F, Vaz E. Traumatismo craniano letal devido a disparos de cartuchos de gás lacrimogéneo. Forensic Sci Int. 2003;137:45-51.

38. Toprak S, Ersoy G, Hart J, Clevestig P. The pathology of lethal exposure to the Riot Control Agents: Towards a forensics-based methodology for determining misuse. J Forensic Leg Med. 2016;29:36-42.

39. Schmidt U, Schöning R, Krause D, Mckeon P. Death from "non-lethal" firearm. Lancet. 1998;352:1941-2.

40. Rothschild MA, Vendura K. Ferimentos fatais no pescoço causados por cartuchos vazios. Forensic Sci Int. 1999;101:151-9.

41. S.Corbacioglu et al. Lesão Maxilofacial Rara e Grave Devido a Cápsulas de Gás Lacrimogéneo: Relatório de três casos. J Forensic Sci. 2016;61(2):551-4.

42. Karagama YG, Newton JR, Newbegin CJR. Short-term and long-term physical effects of exposure to CS spray. J R Soc Med. 2003;24:7-9.

43. B.Viala, Blomet J. PREVENÇÃO DOS EFEITOS DO CS "TEAR GAS" NOS OLHOS E NA PELE E DESCONTAMINAÇÃO ACTIVA COM DIPOTERINA: ESTUDOS PRELIMINARES EM 5 GÉNEROS FRANCESES. J Emerg Med. 2005;29(1):5-8.

44. Sivathasan N. Educar sobre CS ou "gás lacrimogéneo". Emerg

Med J. 2010;27:881-3.

45. Rappert B. Health and safety in policing: lessons from the regulation of CS sprays in the UK (Saúde e segurança no policiamento: lições da regulamentação dos sprays de CS no Reino Unido). Soc Sci Med. 2003;56:1269-78.

46. Lemière C. Syndrome d ' irritation bronchique. Rev Fr Allergol Immunol. 2001;41:294-300.

47. Hill, A.R.; Silverberg, N.B.; Mayorga, D.; Baldwin, H.E. Riscos médicos do gás lacrimogéneo CS. Um caso de reação de hipersensibilidade persistente, multissistémica e revisão da literatura. Medicine (Baltimore). 2000;79,234-240.

48. HU H, D C. Disfunção reactiva das vias respiratórias após exposição a gás lacrimogéneo. Lancet. 1992;339:1535.

49. Hout.J, White.W. o-Chlorobenzylidene Malononitrile (CS Riot Control Agent) Associated Acute Respiratory Illnesses in a U. S. Army Basic Combat Training Cohort. Mil Med. 2014;179:793-9.

50. N R. Síndrome de Brooks. Asma induzida por irritantes. Doc pour le médecin du Travail. 2000;82:153-9.

51. Brooks SM, Weiss MA, Bernstein IL. Síndrome de Disfunção Reactiva das Vias Aéreas (RADS). Chest [Internet]. 1985;88(3):376-84.

52. Deschamps D, Gervais P, Questel F. Le syndrome de dysfonction reactive des voies aériennes et les asthmes toxiques. Rev Fr Allergo Immuno Clin. 1996;36(8):960-6.

53. Roth VS, Franzblau A. RADS após exposição a um agente de

controlo de motins: Um relato de caso.J Occup Environ Med. 1996;38,863-865.

54. Vayre P, Planquelle D, Fabre H. Le lien de causalité en matière de responsabilité médicale. Médecine & Droit. 2005 ; 05 :78-84.

55. Roberge D. Guide de l'expert. 1ª edição. Québec: Diretion de la vigie; 2004.

56. Testud F. Síndrome de Brooks: maior flexibilidade na aplicação dos critérios de diagnóstico. REV PNEUMOL CLIN. 2004;60:154-7.

57. Lucas P, Rixhon E. Predisposições e condição prévia. In: Fagnart JL, ed. Nouvelles approches des préjudices corporels - Évolution ! Revolução? Resoluções... . Liège : Jeune barreau; 2009.p.35.

58. Combate I. Condição prévia da vítima, verdadeiras questões ou falsos debates? In: De Boe Cet al, dir. Droit médical et dommages corporels - État des lieux et perspectives. Limal : Anthemis ; 2014.p.195.

59. RIJCKMANS M. Essai d'une approche concrète de la notion d'état antérieur [Tese]. Avaliação do dano corporal: Bruxelas; 1995. 204 p.

60. Fagnart JL. La causalité et la réceptivité de la victime [Online]. Escritório de advocacia THELIUS [citado 27/04/2015].

61. Vayre P. Incidences de l'état antérieur en expertise médico-légale. J Chir. 1997;134:86-88.

62. Roberge D. Guide de l'expert. 1ª edição. Québec: Diretion de la

vigie;2004.

63. Ferrant O, Sec I. Le certificat médical initial. J Eur des Urgences Réanimation. Elsevier Masson SAS; 2016;24(2):101-4.

64. Europ J, Autorit H, Sas EM. Síntese das recomendações de BOAS PRÁTICAS . Atestado médico inicial relativo a uma vítima de violência. J Eur des Urgences Réanimation. 2012;24:105-13.

65. Zagury D. "O zero e o infinito". Sobre as situações mais polêmicas da ciência forense. Rev Fr Dommage Corp. 2012;2:101-5.

66. Blavier A. O comportamento de simulação no contexto A perícia em particular: para uma melhor compreensão do processo de vitimologia. Evol Psychiatr. 2011;76(2):345-59.

67. Mol J De, Staquet P. La surenchère dans l'expertise psychiatrique. Rev Fr Dommage Corp. 2008;1:69-84.

68. Roure LP. Mentira e simulação: aspectos psiquiátricos e criminológicos da sinceridade. Paris: Masson; 1996.

69. Batalha DE. Declaração de cautela para o uso forense do DSM-5. In: Manual Diagnóstico e Estatístico de Transtornos Mentais, 5ª Edição. American Psychiatric Publishing, Inc; 2013. p. 191-2.

70. Rodat O, Ment RCLÉ. Expertise médico-légale du sujet âgé ou comment éviter la tentation de " l'âgisme ". Rev Fr Dommage Corp. 2005;3:19-30.

71. Rubi PY. Bilan d'un état fragile lors de l'expertise de la personne âgée Proposition d'une grille d'évaluation. Rev Fr Dommage Corp. 2005;3:51-3.

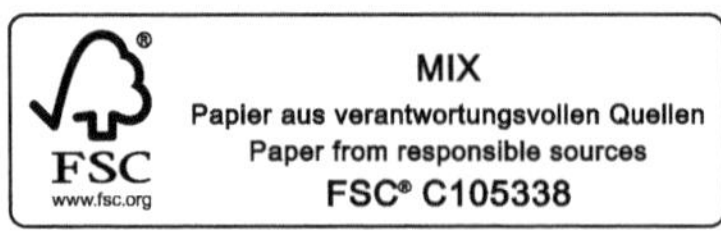

Printed by Books on Demand GmbH, Norderstedt / Germany